中医知要

ZHONGYIZHIYAO

编著　谭　波　胡文宝　刘　华

孙成华　韩　英

中医发源于中国黄河流域，很早就建立了学术体系。中医在漫长的发展过程中，历代都有不同的创造，涌现了许多名医经典便成了中医的标志。在现代医学传入中国之后，中医亦被称为「皇汉医学」。在日本中医被称为「汉方医学」。

中国医药科技出版社

内容提要

为了方便读者快速了解中医，本书以易启难，选取十个中医基本概念、十条中医经典名句、十个中医常用方剂、十种中医常见病证、十个常用针灸穴位、十项中医适宜技术，以及十大名医、四大经典等，以简介的形式介绍给大家，以此激发深入学习和研究中医药的兴趣。本书适合基层医务人员、中医爱好者和中医院校学生阅读。

图书在版编目（CIP）数据

中医知要 / 谭波等编著 .—北京：中国医药科技出版社，2015.3
ISBN 978-7-5067-7269-3

Ⅰ . ①中… Ⅱ . ①谭… Ⅲ . ①中医学—基本知识 Ⅳ . ① R2

中国版本图书馆 CIP 数据核字（2015）第 011671 号

美术编辑　陈君杞
版式设计　郭小平

出版　中国医药科技出版社
地址　北京市海淀区文慧园北路甲 22 号
邮编　100082
电话　发行：010-62227427　邮购：010-62236938
网址　www.cmstp.com
规格　787×1092mm $^1/_{32}$
印张　3 $^5/_8$
字数　45 千字
版次　2015 年 3 月第 1 版
印次　2017 年 12 月第 4 次印刷
印刷　北京盛通印刷股份有限公司
经销　全国各地新华书店
书号　ISBN 978-7-5067-7269-3
定价　**19.80 元**

前　言

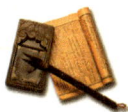

伴随国家中医药管理局"中医中药中国行"和中医"三进"活动的深入，全国各地卫生系统掀起了西医学习中医和乡村医生中医技能培训的热潮，但是由于教材内容多，学习时间短，大家普遍反映学习效果如雨打荷叶，动静大，彩头足，雨停叶干，虽然近年来举办过多次中医培训班，但收效不大。系统学会中医，非一日之功，而提升基层中医服务能力又时不我待，因此，我们以易启难，提纲挈领，编写了这本《中医知要》，意为"中医知识简要"。选取十个中医基本概念、十条中医经典名句、十个中医常用方剂、十个常用针灸穴位、十种中医常见病证、十项中医适宜技术，以及十大名医、四大经典等，以简介的形式介绍给大家。简单易记、朗朗上口，使读者知道一点是一点，只求知其然，再期知所以然。

希望通过这个读本使基层医务人员对中医药有一个简要的了解，以此激发深入学习和研究中医药的兴趣。

编者

2014 年 11 月

目录

第一章

十个中医基本概念

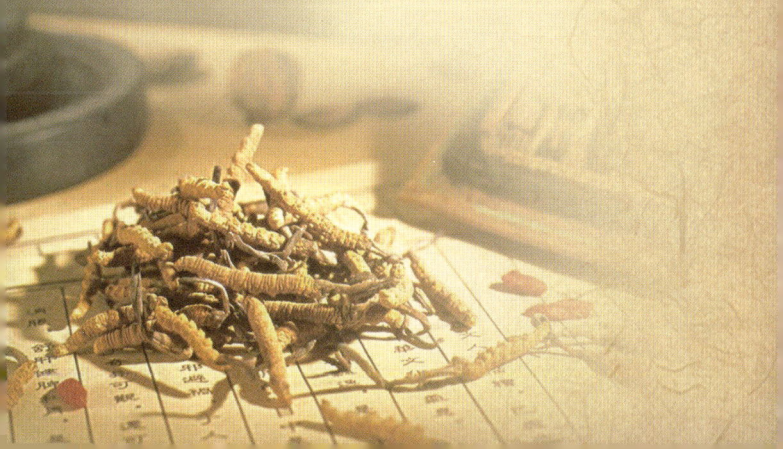

记住这十个中医基本概念

- ◆ 阴阳五行
- ◆ 五运六气
- ◆ 六淫七情
- ◆ 整体观念
- ◆ 藏象学说
- ◆ 经络腧穴
- ◆ 四诊合参
- ◆ 辨证论治
- ◆ 四气五味
- ◆ 七方十剂

阴阳五行

1. 阴阳

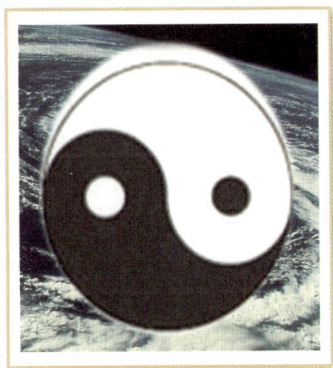

　　阴阳学说是我国古代的哲学理论，古人比类取象将自然界中各种对立又相关联的现象，如天地、日月、昼夜、寒暑、男女、上下等抽象归纳出阴阳的概念。中医学中的阴阳学说是古代朴素的唯物论、自发的辩证法思想与医学实践相结合的产物。它用阴阳的对立与统一，消长与转化的观点，说明人与自然界的关系，并概括医学领域的一系列问题。

阴阳的运动规律：

（1）阴阳互根，互根即互相依存。阴阳双方均以对方的存在而存在，所以说"孤阴不生，独阳不长"。

（2）阴阳消长，消长说明阴阳双方对立的一面。双方都有互相制约的作用，以维持事物的相对平衡。所以说"阴虚阳亢，阴盛阳衰"。

（3）阴阳转化，事物的阴阳双方，在一定条件下可以互相转化，阴可以转化为阳，阳也可以转化为阴。所以说"寒极生热，热极生寒"。

2. 五行

五行学说是我国古代的哲学理论，古人比类取象用木、火、土、金、水五种物质的运动变化解释物质的属性及其相互关系。中医学中的五行学说，以木、火、土、金、水五行的属性，联系人体的脏腑器官，并通过五脏为中心运用生克乘侮的关系来说明一些生理现象和病理变化，用以总结临床经验。

五行的运动规律：相生，相克，相乘，相侮。

（1）相生：即相互资生、促进、助长。相生顺序是木生火、火生土、土生金、金生水、水生木。

（2）相克：即相互制约，排斥或克服。相克顺序是木克土、土克水、水克火、火克金、金克木。

（3）相乘：乘是乘虚侵入之意，相乘即相克的太过，超过正常力度，是事物间的关系失却了正常协调的一种表现。

（4）相侮：侮有恃强凌弱之意。相侮是相克的反向，即反克。

五运六气

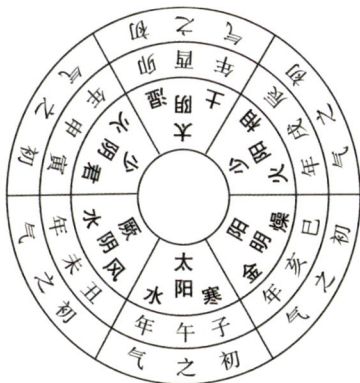

"五运六气"简称"运气"。"运"指木、火、土、金、水五个阶段的相互推移，"气"指风、火、热、燥、

湿、寒六种气候的转变,古代医家据甲、乙、丙、丁、戊、己、庚、辛、壬、癸这十天干以定"运";子、丑、寅、卯、辰、巳、午、未、申、酉、戌、亥这十二地支以定"气"。结合五行生克理论,推断每年气候变化与疾病的关系。

六淫七情

1. 六淫

风、寒、暑、湿、燥、火称为"六气",在太过、不及或非时而致时,才成为致病邪气,称为"六淫"。

（1）风:风为春天的主气,但四季均可发生,有内风外风之分。

风的致病特点:①风为百病之长:风是六淫中的主要致病因素。②风为阳邪,其性开泄。风邪有升散向外的特性。③善行而数变,风邪行无定处,变幻无常。④风性善动:指风邪具有动摇不定的特点。

（2）寒:寒为冬天的主气,有内寒外寒之分。

寒邪致病的特点:①寒为阴邪,易伤阳气。②寒性凝滞:凝滞即凝闭不通之意。③寒性收引,收引即收缩牵引的意思。

（3）暑：为夏天的主气，乃夏季的火热之气所化。高温作业也可发生。

暑邪致病的特点：①暑为阳邪，其性炎热。②暑性升散，易伤津耗气。③暑多挟湿。

（4）湿：为长夏的主气。

湿邪的致病特点：①湿为阴邪，易阻遏气机，损伤脾阳。②湿邪重浊，重浊即沉重、重着之意。③湿性黏滞，腻指黏而言，滞指积留而言。

（5）燥：为秋的主气，有内燥、外燥之分。

燥邪的致病特点：①燥邪干枯，易伤津液。②燥邪易伤肺。

（6）火：火为热之极，温热火性质相同，只是程度不同。

火邪的致病特点：①火为阳邪，其性上炎而急骤。②火热易耗伤阴津。③火邪易生风动血。④火邪结滞于局部，可致红肿热痛。

2. 七情

喜、怒、忧、思、悲、恐、惊七种情志变化，正常情况下仅是人体对外界事物的不同反应，并不致病。只有在强烈而持久的情绪刺激时，才能影响人体的生理活动，导致疾病发生。

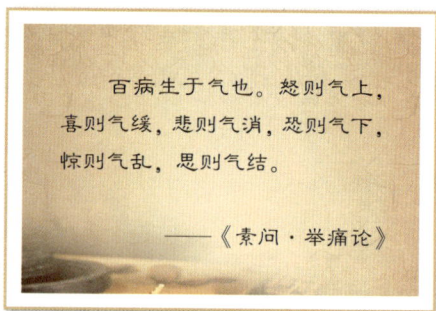

百病生于气也。怒则气上，喜则气缓，悲则气消，恐则气下，惊则气乱，思则气结。

——《素问·举痛论》

不同的情志变化，会对不同的内脏产生影响：怒伤肝，喜伤心，思虑伤脾，悲忧伤肺，惊恐伤肾。情志变化还会引起气血功能的紊乱，气机升降失常：怒则气上，喜则气缓，悲则气消，恐则气下，惊则气乱，忧则气聚，思则气结。

整体观念

中医学把人体的内脏和体表各部组织、器官之间看成是一个有机的整体，同时认为四时气候、地土方宜、环境等因素的变化，对人体的生理病理有不同的影响。既强调人体内部的协调完整性，也重视人体和外界环境的统一性。这种全面考虑问题的思想方法，贯穿于疾病的整个论治过程中。这就是中医的整体观念。

四诊合参

任何致病因素作用到人体，局部的可以影响到全身，全身的也可以显现在局部，所以说"有诸内必行诸外"。中医诊病就是根据这个规律，通过望、闻、问、切四种方法向病人做全面调查，从体表表现出来的症状、体征、疾病发生发展的过程。以收集辨证资料，为治疗提供依据。《医宗金鉴》曰："望以目察、闻以耳占、问以言审、切以指参、明斯诊道、识病根源，能合色脉，可以万全。"指出了诊法必须四诊合参，才能做出正确诊断。

1. 望诊

望诊是对患者全身各部及其排泄物等进行有

目的的观察，从而获得辨证资料。通常会分为总体望诊和分部望诊。

【望诊歌】

一望动态面色神，二望眼鼻与口唇。

三发四甲五胸背，六项七喉八牙龈。

九望大肉与皮肤，十望九窍排出物。

舌质舌苔须详辨，红白干湿各有殊。

诊妇问望经带色，小儿指纹莫疏忽。

2. 闻诊

闻诊是运用听觉和嗅觉来辨识病人的异常声音和气味的一种诊断方法。包括闻声音和嗅气味两部分内容。

【闻诊歌】

一闻发音二呼吸，三语四咳五嗳气。

六叹七哭八呃逆，九闻气味十喷嚏。

3. 问诊

问诊是通过对病人或其监护人的询问，以了解疾病的发生，发展和治疗经过，以及本次就诊时的自觉症状等一系列情况。以此收集辨证资料的方法。

【问诊歌】

一问寒热二问汗，三问饮食四问便。

五问头身六胸腹，七聋八渴九睡眠。

十问旧病与诱因，再兼服药参机变。

妇女尤必问经期，迟早崩漏带胎产。

小儿痘疹父母病，起居惊恐食风寒。

4. 切诊

用切按的方法来帮助了解疾病的情况称为切诊。包括脉诊和按诊两部分内容。

（1）脉诊是医生用示、中、无名指三指的指端、切按患者桡动脉的寸、关、尺三部，以诊查患者的脉搏变化。

【脉诊方法】

脉诊部位取寸口，寸关尺部仔细寻。

左部主查心肝肾，右查肺脾与命门。

一息脉来四五至，辨脉须察浮中沉。

【脉象类别】

浮洪革大濡散虚，沉牢伏芤弱微细。

迟涩短缓紧结代，数滑促动弦长实。

真脏脉见病垂危，七绝诊法需另记。

【六纲脉】

六纲脉包括：浮、沉、迟、数、虚、实。

浮脉类：浮脉与洪脉、濡脉、散脉、芤脉、革脉以脉位表浅而相类，故均列入浮脉类。

沉脉类：沉脉与伏脉、牢脉、弱脉以脉位在肌肉深层而相类，故均列入沉脉类。

迟脉类：迟脉与缓脉、涩脉、结脉以至数缓慢而相类，故均列入迟脉类。

数脉类：数脉与疾脉、动脉、促脉以至数快速而相类，故均列入数脉类。

虚脉类：虚脉与细脉、微脉、短脉、代脉以其脉动应指无力相类，故均列入虚脉类。

实脉类：实脉与滑脉、长脉、弦脉、紧脉以其脉动应指有力相类，故均列入实脉类。

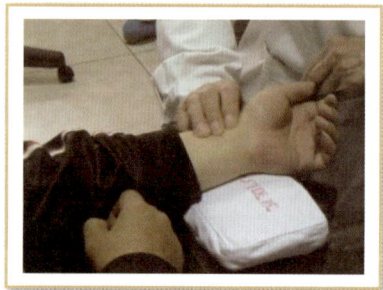

（2）按诊

触摸病处号按诊，部位感觉均应分。

皮肤头面前囟门，胸腹腰背四肢匀。

温度润燥与肿疼，痞块腧穴须详审。

藏象学说

中医学的脏象学说，包括脏腑、经络、气血、精、神、津、液、脉。

一、脏腑

五脏，即心、肝、脾、肺、肾；六腑：小肠、胆、胃、大肠、膀胱、三焦；奇恒之腑：脑、髓、骨、脉、胆、女子胞。

脏和腑互相配合来完成人体的生理活动。五脏是贮藏精气的；六腑是受纳和消化水谷、输布津液和排泄糟粕的，所以说"五脏者，藏精气血而不泄，六腑者，转化物而不藏"。奇恒之腑的功能既不完全同于脏，也不完全同于腑。

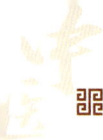

1. 五脏

心：主神志，主血脉，开窍于舌。

肝：主疏泄，藏血、主筋、开窍于目。

脾：主肉，主运化，统血，开窍于口。

肺：主气，通调水道，主皮毛，开窍于鼻。

肾：藏精，主水，主骨生髓，通于脑，开窍于耳与二阴。

2. 六腑

胃：主收纳腐熟水谷。

小肠：消化吸收，泌别清浊。

大肠：传送糟粕。

膀胱：贮藏排泄小便。

三焦：输送水谷养料，排泄废料。

胆：贮存胆汁。

3. 奇恒之府，兼藏精气

脑：为髓海，为精明之腑。

髓：充养骨髓。

骨：支撑机体。

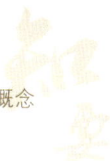

脉：运行营血。

胆：贮藏排泄胆汁。

女子胞：主月经，孕育胎儿。

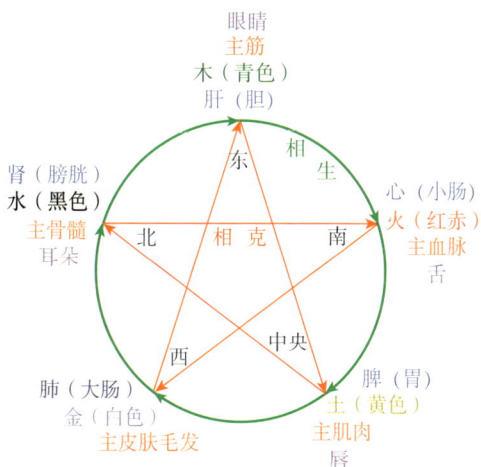

眼睛
主筋
木（青色）
肝（胆）

相生

肾（膀胱）
水（黑色）
主骨髓
耳朵

东

相克

北 南

心（小肠）
火（红赤）
主血脉
舌

西 中央

肺（大肠）
金（白色）
主皮肤毛发

脾（胃）
土（黄色）
主肌肉
唇

二、气血精神津液脉

气、血、精、神、津、液、脉都是维持人体生理活动的基础，同时都是通过人体的正常活动所化生的。

1. 气

有两种含义，一是指营养人体的精微物质，如水谷之气、呼吸之气等。二是指脏腑组织的功能活动，如胃气、心气、经脉之气等。根据作用的不同，名称也不相同。通常分为以下几种：①元气；②宗气；③中气；④营气；⑤卫气。

2. 血

是营气和津液通过脏腑的气化作用变化而成的一种红色液体。它含有丰富的营养物质，通过气的推动循着经脉滋养全身，维持人体的正常生理活动。《灵枢·决气》篇说："中焦受气取汁，变化而赤是谓血。"

3. 精

是构成人体和维持生命活动的基本物质。其中，构成人体的部分叫先天之精（即生殖之精），维持生命活动所必需的叫"后天之精"（即水谷之精）。

4. 神

是指人的知觉、神态、活动等生命的现象。

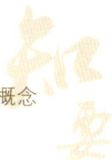

5. 津液

是充盈于脏腑组织间隙，滋养组织器官的一种液体。清稀的为津，多布散于肌表，起濡润肌腠皮毛，润泽耳目口鼻等空窍的功能。浓稠者为液，多渗灌于内部，主濡润关节，充养骨骼，滋养脏腑。津和液是相互结合而发挥作用的。

6. 脉

是脉管，即血液运行的通道，主要输送营养，运行气血。

经络腧穴

1. 经络

是联系人体内外上下运行气血的通路。

（1）经络包括经脉和络脉。经脉是纵行的干路，包括十二经脉和奇经八脉。络脉是经脉的分支，包括别络（十二经别走向表里的支脉）；浮络（浮行于肌表的分支）；孙络（最细小的分支）。

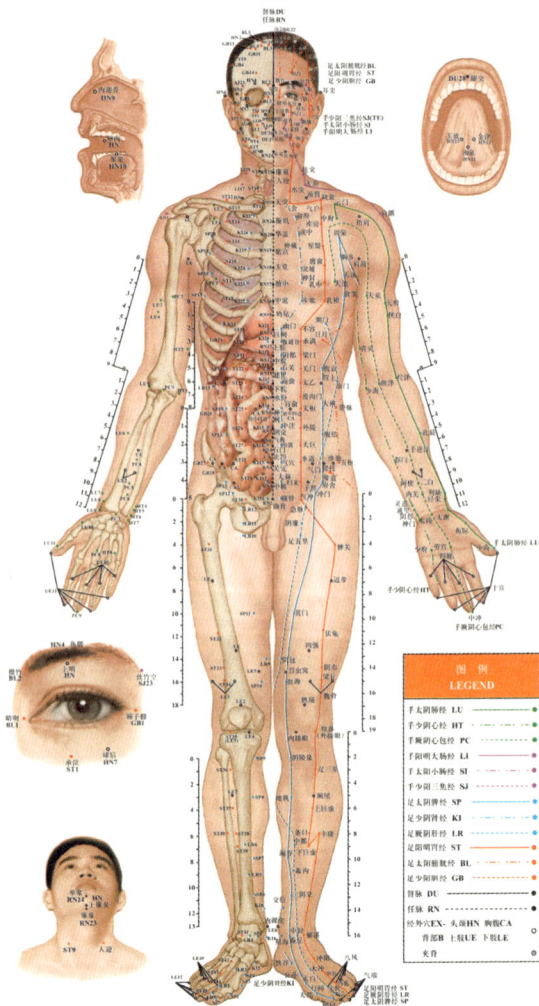

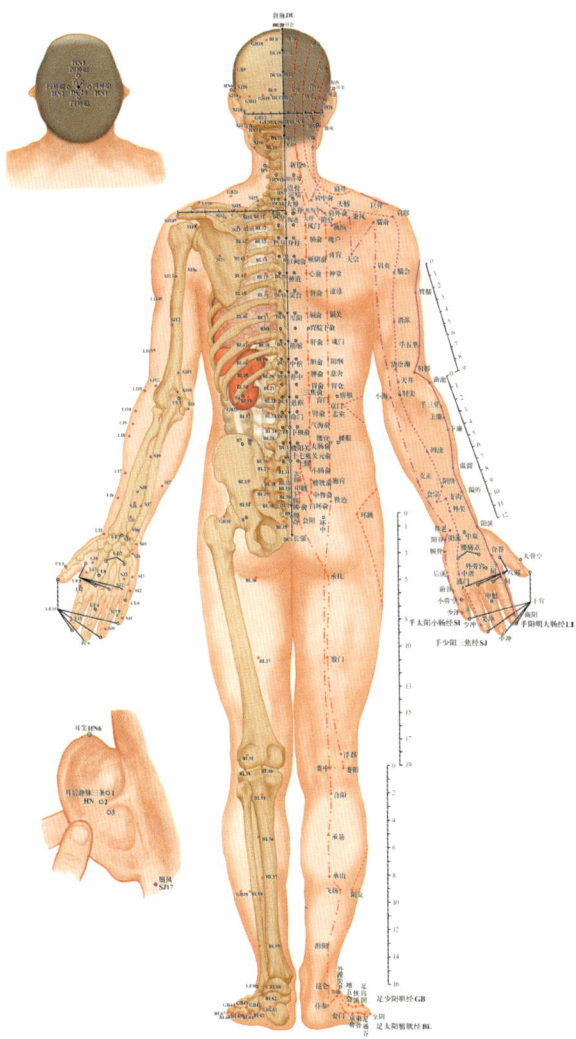

（2）十二经脉包括手太阴肺经、手少阴心经、手厥阴心包经，手太阳小肠经、手阳明大肠经、手少阳三焦经，足阳明胃经、足太阳膀胱经、足少阳胆经，足太阴脾经、足少阴肾经、足厥阴肝经。

2.腧穴（又称穴位、气穴）

是经络气血在身体表面聚集、输注或通过的重点部位。它可以通过经络的联系对身体内部脏腑的生理或病理变化，产生一定的反应，也可以接受周围环境的各种刺激（如针灸、按摩等）以达到调整体内功能的目的、从而获得治疗效果。主要有络穴、井穴、荥穴、俞穴、经穴、合穴、原穴、会穴、募穴、背俞、阿是穴、郄穴、夹脊穴、八风穴、八邪穴、十宣穴、经外奇穴等。

辨证论治

辨证论治是中医学的基本特点。运用中医的诊断方法，对病人复杂的症状进行分析综合、判断出证候的性质，叫辨证。进而根据中医的治疗原则定出具体治疗方法叫施治。

临床常用的辨证方法有：八纲辨证、脏腑辨证、气血津液辨证、六经辨证、卫气营血辨证。

1. 八纲辨证

八纲，即阴阳、表里、寒热、虚实，是用以分析病情、辨证治疗的纲领。它既是病理的概括，又是症状的分类。阴阳是八纲中的总纲，因为表里、寒热、虚实这六纲，都可以用阴阳来归属。表、热、实为阳，里、寒、虚为阴。因此，阴阳是归属疾病的类别。若论疾病的部位则以表里分；若论疾病性质，则以寒热分；若论病邪消长则以虚实分。由此可知，任何一种病症，都可以用八纲来分析归纳。

（1）阴阳辨证：阴阳是八纲的总纲，一切症状均可分为阴阳两类。疾病的发生是邪正斗争，阴阳失调，从而形成阴阳偏盛偏衰的局面。因此，在辨证时首先要掌握疾病属阴还是属阳。《素问》中说："善诊者，察色按脉，先别阴阳。"

（2）表里辨证：在辨证来说表里是指病邪侵袭部位而言的，它是鉴别疾病的在内在外和病势浅深的两个纲领。它意味着病邪侵袭和传变的途径。如：六淫伤人，必先犯表；七情冲动，病自内生。表里不是绝对的，而是相对的。如躯壳为表，脏腑为里，六腑为表，五脏为里。

（3）寒热辨证：寒热是分辨疾病的性质的。寒热的表现是病理机转的表现，也是阴阳偏盛偏衰的结果。凡由寒邪或机体功能衰退所产生的证候为寒证，由热邪引起的或机体功能亢进的或郁久化热的证候，则属热证。

（4）虚实辨证：虚实是用来判断病邪盛衰与机体强弱的。虚是正气不足，实指邪气有余。《素问》说："邪气盛则实，精气夺则虚。"

2. 脏腑辨证

脏腑辨证是根据脏腑病理变化所产生的一系列症状，按病因特点、病情属性、病变转归加以分析归纳的一种方法。对于脏腑辨证，还要以八纲为基础，结合脏腑的生理异常以及对气血津液的影响，进行综合分析。

（1）心的常见病证：《医宗金鉴》概括为"心志善喜，舌红口干，脐上动气，心胸疼烦，健忘惊悸，

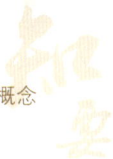

怔忡不安,实狂昏冒,虚悲凄然"。心与小肠相表里。常见病证:实证有心火炽盛、痰火内扰、痰迷心窍、心血瘀阻;虚证有心气虚、心阳虚、心阴虚、心血虚。小肠的病证有小肠实热、肠寄生虫、肠结、小肠虚寒、小肠气痛等。

(2)肝的常见病证:《医宗金鉴》说:"肝病善怒、面色当青,左有动气,转筋胁疼,诸风掉眩,疝病耳聋,目视恍恍,如将捕惊。"肝与胆相表里,常见肝病实证有肝郁、肝经湿热、肝火上炎、肝风内动;虚证有阴虚阳元、血虚生风、寒滞肝脉。胆的常见病证有:胆经湿热、胆道蛔虫等。

(3)脾的常见病证:《医宗金鉴》说:"脾黄善忧、当脐动气,善思食少,倦怠乏力,腹满肠鸣,疼而下痢,虚则身重,胀满便闭。"脾与胃相表里。常见脾病实证有寒湿困脾、湿热蕴脾;虚证有脾阳不振、脾气下陷、脾不统血。胃的常见实证有胃热、胃气上逆、胃寒、食积等。虚证有胃阴虚、胃气虚等。

(4)肺的常见病证:《医宗金鉴》说:"肺白善悲、脐右动气,洒淅寒热,咳嗽喷嚏,喘呼急促,肤疼胸痹,虚则气短,不能续息。"肺与大肠相表里。

常见肺病实证有风热犯肺、燥邪伤肺、痰湿阻肺、风水犯肺；虚证有肺阴虚、肺气虚等。大肠的常见病证有大肠湿热、肠虚滑脱、液亏便秘等。

（5）肾的见病证：《医宗金鉴》说："肾黑善恐，脐下动气，腹胀肿喘，溲便不利，腰背少腹，骨疼欠气，心悬如饥，足寒厥逆。"肾与膀胱相表里。常见肾脏虚证有肾阳虚、肾气不固、肾不纳气、肾虚泄泻、肾阴虚、阴虚火旺等。膀胱的常见病证有膀胱湿热、膀胱虚寒等。

3. 气血津液辨证

气血津液是人体生命活动的物质基础，它由脏腑功能活动所产生，又是供养脏腑经络的物质。

（1）气病辨证

气虚：主要是指脏腑功能减退的病理现象。如心气虚易健忘、惊悸、怔忡，肺气虚则气短声怯、自汗乏力，脾气虚则倦怠、食少、神疲乏力。

气滞：主要是某些脏腑功能失调，气机不利，气的流行不畅。如肝气郁滞则胁胀疼，胃气郁滞则腹胀纳呆。

气逆：属实证，是气机上而不下的现象，如咳嗽、气急是肺气上逆的表现，呃逆、呕吐、嗳气是胃气上逆的表现。

气陷：属虚证，是气机降而不升的表现，如久泻脱肛是中气下陷的表现。

（2）血病辨证

血虚：面色萎黄，口唇淡白，头晕心悸，心烦失眠，手足麻木，肌肤干燥。舌质淡白，苔薄，脉细弱。

血瘀：机体或胸胁腰腹刺疼，疼不移处，腹内癥块，皮下紫斑，舌质暗紫，脉细涩。

出血：出血可见咯血、衄血、吐血、便血、尿血、妇科崩漏、外伤出血等。产生原因，有虚实之分，虚因气虚不摄；实因火盛气逆，迫血妄行。

（3）津液病辨证

津液为病一是不足，二是聚积。前者多因邪热灼伤，后者多因肺、脾、肾三脏功能不足，津液内滞。

津液亏乏：咽喉、口唇、皮肤干燥，肌肉消瘦，干咳少痰，燥渴、潮热、心烦、便秘，舌红苔少而干，脉细数。

津液滞留：眼睑、头面渐及全身水肿，按之凹陷,或有腹内积水,小便不利,水邪侵肺,咯吐痰涎。水气凌心,心悸胸满,水邪害脾,大便溏泻。舌肿苔滑,脉沉缓。

4.六经辨证

六经辨证是将外感病发病过程所表现出来的各种征象,按其性质加以分析、归纳,从特殊中找出它的共性,概括成太阳、少阳、阳明、太阴、少阴、厥阴六个证型,用以说明病证部位、性质及其发展趋势、转变规律和相互关系的。它同样适用于内伤杂病辨证。

(1)太阳病:太阳经病分为中风与伤寒,中风为表虚,症见头项强疼、发热恶风、汗出或鼻鸣、干呕、脉浮缓。伤寒证为表实,症见发热或不发热、恶寒、无汗、头项强疼、体疼呕逆、脉浮紧。

(2)阳明病:身大热,汗自出,口渴引饮,心烦气粗,甚则谵语,舌苔黄燥,脉洪大。

(3)少阳病:寒热往来,胸胁苦满,心烦喜呕,不欲饮食,口苦咽干,目眩,脉弦。

(4)太阴病:身无热、手足温,腹满而吐,食不下,自利益甚,时腹自疼,口不渴,脉缓而弱。

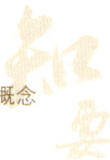

（5）少阴病：四肢厥冷，下利清谷，畏寒蜷卧，思寐，脉微细。

（6）厥阴病：消渴，气上撞心，心中疼热、饥而不饮食、食则吐蛔。

5. 卫气营血辨证

卫气营血，不仅是指温热病的四个阶段，而且也表示了温热病浅、深、轻、重的四个不同层次，最浅是卫分，其次是气分，再次是营分，最深是血分。

卫分病：发热微恶寒、头疼、咳嗽，无汗或少汗，口微渴，舌尖红，苔薄白，脉浮数。

气分病：壮热，不恶寒反恶热，渴喜冷饮，小便短赤，舌红苔黄，脉洪大。

营分病：发热昼轻夜重，烦躁不寐，甚则神昏谵语，或斑疹隐现，舌红绛，脉细数。

血分病：昼静夜躁，躁扰不安，神昏谵语，皮肤斑疹，或吐血衄血，或抽搐惊厥，舌质深绛甚则齿黑舌焦，脉细数。

四气五味

四气，也叫四性，是药物的寒、凉、温、热四种不同的性质，温热药物可治疗寒凉的病证，寒凉药物可治疗温热的病证。此外，还有平性药，性质比较平和，但实际上也有偏凉偏热的不同，如白茯苓甘平偏温、猪苓甘平偏凉。所以仍称"四气"不叫"五气"。

五味，即药物的辛、甘、酸、苦、咸五种味道，另有淡味，因为它的味道不显著，所以仍称"五味"。药物的味道不同，作用也就不同，辛味能行能散，用来治疗风寒束表、气血郁结的病证；甘味能补、能和、能缓，可治疗虚弱拘急的病证；酸味能收、能敛，可治疗滑脱、多汗、遗精等病证；苦味能燥、能泄，可治疗便秘、湿邪内滞的病证；咸味能软坚、润下，可治疗瘰疬等瘕积坚硬的病证，能润肠通下结硬的粪便等；淡味能渗能利，能治疗小便不畅、水液滞留的水肿病证。

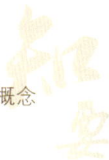

七方十剂

为了有效地治愈疾病，根据辨证论治，选择需要的药物，按照君、臣、佐、使的配伍方法组合在一起称为中药方剂。选择需要的穴位，按照君、臣、佐、使的配穴组成针灸处方，叫作针灸方剂。

传统的中药方剂，按配伍方法分，有七方之别，即大、小、缓、急、齐、偶、复。按功效分，有十剂之分，即宣剂、通剂、补剂、泻剂、轻剂、重剂、燥剂、湿剂、滑剂、涩剂。方剂学不断发展，中药方剂至今可分为二十多类，即解表剂、涌吐剂、泻下剂、和解剂、治疟剂、清热剂、祛暑剂、开窍剂、温阳剂、消导剂、补益剂、安神剂、固涩剂、理气剂、理血剂、治风剂、祛湿剂、温燥剂、祛痰剂、驱虫剂、痈疡剂等。

一、内服药物治法

传统的八法，即汗、吐、下、和、温、清、消、补。随着医学的发展与治疗的需求，目前的治疗方法已发展到十六种。

1. 汗法

运用解表发汗的药物组成方剂，通过发汗的方法以解除表邪。

2. 和解法

利用药物的调理疏通作用，以调整机体脏腑、阴阳、气血偏盛偏衰，以解除病邪。

3. 清热法

用寒凉性质的药物以驱除邪热病证。

4. 温里法

利用温热的方药以驱除寒邪、以治疗寒证。

5. 补发

用补养的药物来充实身体的不足，以增强机体抵抗力，消除虚损。

6. 催吐法

使用药物促使呕吐，通过呕吐解除病邪。

7. 泻下法

取用泻下通便的药物，驱逐病邪，排除积滞。

8. 消散法

用行气宽中、化食导滞、消痞磨积的方药，以消除体内的有害的物质，使气血流畅，恢复机体功能。

9. 理气法

选用行气、降气的药物，调理气机，疏畅气机。

10. 理血法

凡能调理血分、流通血脉、消散瘀血或制止出血的治法为理血法。

11. 祛湿法

选用淡渗利水药、芳香苦燥药组成方剂，以驱除湿邪。

12. 祛痰法

用化痰、祛痰的药物，以消除或排出机体内

痰浊。

13. 安神法

选用适当的药物，使心神安宁，睡眠正常。

14. 熄风解痉法

选用药物以解除震颤、痉挛、抽搐等痉病。

15. 固涩法

用收敛固涩的方药，治疗气血精液耗散，滑脱不收。

16. 开窍法

选用辛香走窜，具有开窍、醒神、复苏功效的药物，以治疗神志昏愦的病证。

二、外治常用治法

1. 外治法

主要包括针灸、推拿、按摩、药浴、热熨、刮痧、火罐、贴敷、点刺放血、掐法等。

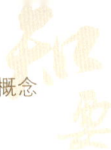

2. 药物剂型

主要有汤剂、膏剂、丹剂、丸剂、散剂、颗粒剂等。汤剂膏剂有内服剂、外用剂两种，内服剂多用于慢性病及身体虚弱者。丹剂分内服剂、外用剂两类。丸剂多是口服剂，有蜜丸、水丸、浓缩丸、微粒丸等，服用方便，吸收较慢，药力持久，多用于慢性病。散剂也有内服、外用两种，颗粒剂是近年来新开发的一种剂型，多用来口服，较汤剂使用简单、方便携带和保存。

第二章

十条中医经典名句

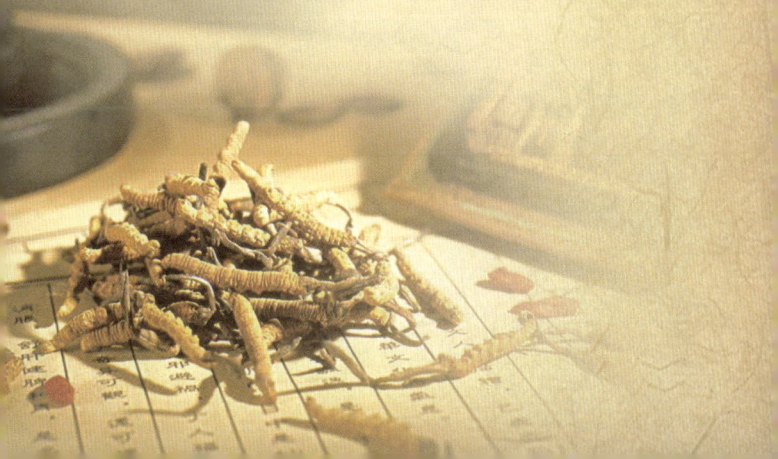

背诵这十条中医名句

- ◆ 阴平阳秘，精神乃治。

- ◆ 正气存内，邪不可干。

- ◆ 虚邪贼风，避之有时。恬淡虚无，真气从之。精神内守，病安从来。

- ◆ 治病必求于本。

- ◆ 邪气盛则实，精气夺则虚。

- ◆ 饮食自倍，肠胃乃伤。

- ◆ 望而知之谓之神，闻而知之谓之圣，问而知之谓之工，切而知之谓之巧。

- ◆ 留神医药，精究方术。上以疗君亲之疾，下以救贫贱之厄，中以保身长全，以养其身。

- ◆ 见肝之病，知肝传脾，当先实脾。

- ◆ 温邪上受，首先犯肺，逆传心包。

知道这十条中医名句的意思

1. 阴平阳秘，精神乃治。

语出《素问·上古天真论》，意思是人的阴气平顺，阳气固守，两者互相调节，以维持相对平衡，使人能进行正常的生命活动，保持健康状态。

2. 正气存内，邪不可干。

语出《素问遗篇·刺法论》，意思是人体的正气充实内守，即便是强烈的致病邪气也不能干犯人体，使人发病。

3. 虚邪贼风，避之有时。恬淡虚无，真气从之。精神内守，病安从来。

语出《素问·上古天真论》，是指四时不正之气，对人体是有伤害的，对于这种风邪，必须注意及时

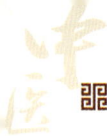

回避。思想安闲清静、无患得患失之忧，这样真气从顺调合，精神内守而不耗散，疾病又从哪里来呢！

4. 治病必求于本。

语出《素问·阴阳应象大论》，是指治疗疾病，必须追究疾病的根本原因，根据发病的根本原因去立法处方。

5. 邪气盛则实，精气夺则虚。

语出《素问·通评虚实论》，是说邪气壅胜的疾病叫作实证，治疗需用泻法；精气虚衰的疾病叫作虚证，治疗需用补法。

6. 饮食自倍，肠胃乃伤。

语出《素问·痹论》，是说人的饮食量不能过多，饮食过多，肠胃就会受到伤害而使人生病。

7. 望而知之谓之神，闻而知之谓之圣，问而知之谓之工，切而知之谓之巧。

通过望诊能知道疾病原因的医生是神医，是医术最好的医生；通过闻诊而知疾病原因的医生是圣

人，是医术较好的医生；通过问诊而识病根源的医
生是一般的医生；通过切诊而知道疾病根源的医生
是手巧心灵的医生。

8. 留神医药，精究方术，上以疗君亲之疾，下以救贫贱之厄，中以保身长全，以养其身。

语出《伤寒论·序》，是说留心注意药物的作用，精心研究治疗疾病的方法。对上治疗君主、亲友的疾病；对下以救助贫穷的百姓；对自己也可以保持健康长久，以保养自己的身体。

9. 见肝之病，知肝传脾，当先实脾。

语出《金匮要略·脏腑经络先后病脉证并治》，是说如果见到肝病，其最容易传之于脾，所以在治疗时，当先实脾，先治其未病之脾，以防疾病传变。

10. 温邪上受，首先犯肺，逆传心包。

语出《温热论》，其意不仅是指出某些温热之邪从上部口鼻侵入的感染途径，更重要的是指出了大多数外感热病规律，多从上焦肺经卫分开始，如果

病邪较重，变化迅速的，可不按这个次序传变，由卫分肺经突然陷入营分（心包），出现神昏谵语等临床表现。

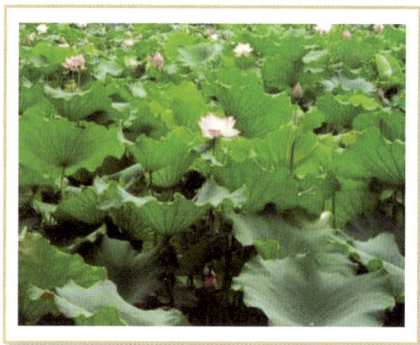

第三章

十个中医常用方剂

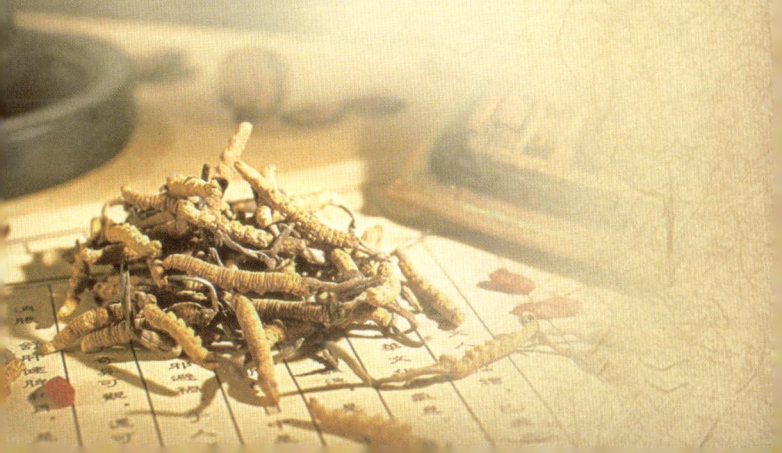

知道十个中医常用方剂

- ◆ 荆防败毒散
- ◆ 小柴胡汤
- ◆ 逍遥散
- ◆ 半夏泻心汤
- ◆ 六味地黄丸
- ◆ 银翘散
- ◆ 独活寄生汤
- ◆ 归脾汤
- ◆ 丹参饮
- ◆ 补阳还五汤

十个中医常用方剂简介

1. 荆防败毒散

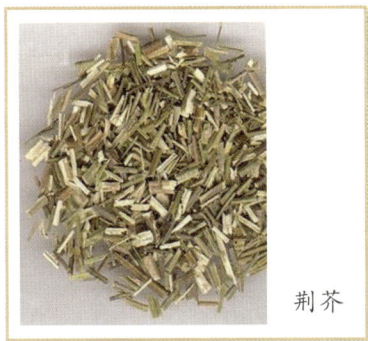

荆芥

【处方】

荆芥 15 克	防风 15 克	柴胡 12 克
川芎 12 克	枳壳 12 克	羌活 12 克
独活 12 克	桔梗 15 克	薄荷 6 克
茯苓 12 克	前胡 12 克	

【功效】

解表散寒，祛风除湿。

【主治】

外感风寒湿邪，憎寒壮热，头颈强疼，肢体酸楚，

无汗，鼻塞声重，咳嗽吐痰，时疫痢疾，疮疡初期。

【方歌】

荆防败毒草苓芎，羌独柴前枳梗同。

薄荷少许姜三片，时行感冒有奇功。

2. 银翘散

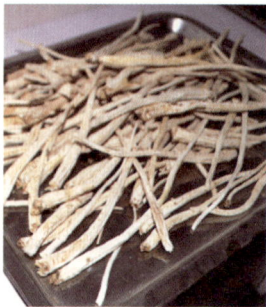

桔梗

【处方】

| 金银花 12 克 | 连翘 12 克 | 竹叶 10 克 |
| 荆芥穗 12 克 | 牛蒡子 10 克 | 淡豆豉 15 克 |

桔梗 10 克　　　芦根 9 克　　　甘草 6 克

【功效】

辛凉透表，清热解毒。

【主治】

温病初起，发热微恶风寒。汗出不畅，头疼身疼，咽疼口渴，咳嗽痰黄，舌尖红，苔薄黄，脉浮数。

【方歌】

银翘散主上焦疴，竹叶荆牛豉薄荷。

甘桔芦根凉解法，辛凉平剂用时多。

3. 小柴胡汤

【处方】

柴胡 12 克　　　黄芩 10 克　　　人参 10 克

炙甘草 6 克　　　半夏 10 克　　　姜枣为引

【功效】

和解少阳，扶正祛邪。

【主治】

少阳病口苦、咽干、目眩。症见往来寒热，胸胁苦满，食欲不振，心烦喜呕，舌苔薄，脉弦。

【方歌】

小柴胡汤和解功，半夏人参甘草从。

更配黄芩加姜枣，少阳为病此方宗。

4. 独活寄生汤

【处方】

独活 10 克	桑寄生 30 克	杜仲 15 克
牛膝 10 克	细辛 6 克	秦艽 10 克
茯苓 10 克	桂心 3 克	防风 10 克
川芎 10 克	人参 6 克	当归 6 克
芍药 10 克	熟地 15 克	甘草 6 克

【功效】

祛风湿，止痹疼，益肝肾，补气血。

【主治】

痹证日久，腰膝冷疼，肘节屈伸不利，酸软无力或麻木不仁，畏寒喜温，舌淡苔白，脉细弱。

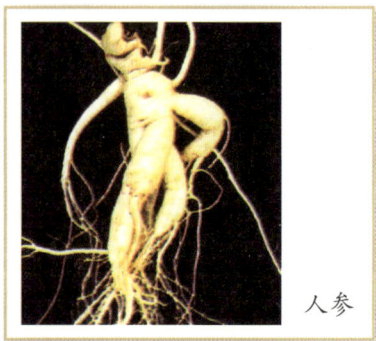

人参

【方歌】

独活寄生秦防辛，芎归地芍苓桂心。

杜仲牛膝人参草，冷风顽痹屈能伸。

5. 逍遥散

【处方】

当归 10 克　　茯苓 15 克　　白芍 15 克

白术 10 克　　柴胡 10 克　　薄荷 6 克

炙甘草 6 克

【功效】

疏肝解郁，养血健脾。

【主治】

肝郁血虚，两胁疼痛，头晕目眩，神疲食少，

月经不调，乳房胀痛，舌淡红，脉弦无力。

【方歌】

逍遥散用当归芍，柴苓术草加姜薄。

疏肝养血脾亦理，兼有郁火丹栀排。

6. 归脾汤

【处方】

黄芪 15 克　　白术 12 克　　茯神 15 克

龙眼肉 9 克　　　酸枣仁 30 克　　　人参 9 克

木香 9 克　　　　当归 12 克　　　　远志 9 克

甘草 6 克

【功效】

益气补血，健脾养心。

【主治】

心悸怔忡，健忘失眠，多梦易惊，体倦食少，面色萎黄，舌淡苔薄白，脉细弱。以及妇人月经提前，量多色淡，淋漓不止。

【方歌】

归脾汤用参术芪，归草茯神远志齐。

枣仁木香龙眼肉，煎加姜枣益心脾。

7. 半夏泻心汤

【处方】

半夏 12 克　　　黄芩 9 克　　　干姜 6 克

人参 9 克　　　　黄连 6 克　　　大枣 5 枚

甘草 6 克

【功效】

和胃降逆，开结散痞。

【主治】

寒热互结，心下痞满，呕恶纳差，肠鸣泄泻，舌苔黄或腻。

【方歌】

半夏泻心用干姜，黄芩人参连枣甘。

寒热互结成虚痞，辛开苦降此方良。

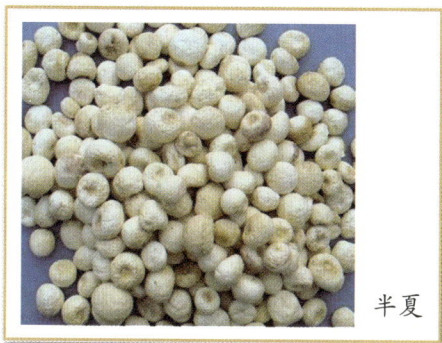

半夏

8. 丹参饮

【处方】

丹参 30 克　　檀香 10 克　　砂仁 9 克

【功效】

活血祛瘀，行气止疼。

【主治】

血瘀气滞，互结于中，心胃诸痛。

【方歌】

丹参饮中用檀香，砂仁合用成妙方。

血瘀气滞两相结，心胃诸痛用之良。

9. 六味地黄丸

【处方】

| 熟地 24 克 | 山萸肉 12 克 | 山药 12 克 |
| 泽泻 9 克 | 丹皮 9 克 | 茯苓 9 克 |

【功效】

滋阴补肾。

【主治】

肝肾阴虚，头晕耳鸣，腰膝酸软，盗汗遗精，消渴舌干，骨蒸潮热，五心烦热，牙齿松动，舌红苔少，脉细数。

【方歌】

六味地黄益肾肝，山药丹泽萸苓专。

更加知柏成八味，阴虚火旺自可煎。

10. 补阳还五汤

【处方】

黄芪 60 克　　当归尾 6 克　　赤芍 5 克

地龙 5 克　　　川芎 5 克　　　桃仁 6 克

红花 6 克

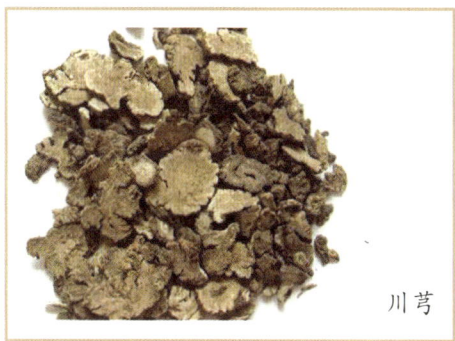

川芎

【功效】

补气、活血、通络。

【主治】

中风后半身不遂，口眼歪斜，舌强语涩，口角流涎，下肢萎废，遗尿或尿频，舌淡有瘀斑，苔薄白，脉缓无力。

【方歌】

补阳还五赤芍芎，归尾通经佐地龙。

重用黄芪为君药，血中瘀滞用桃红。

第四章

十种中医常见病证

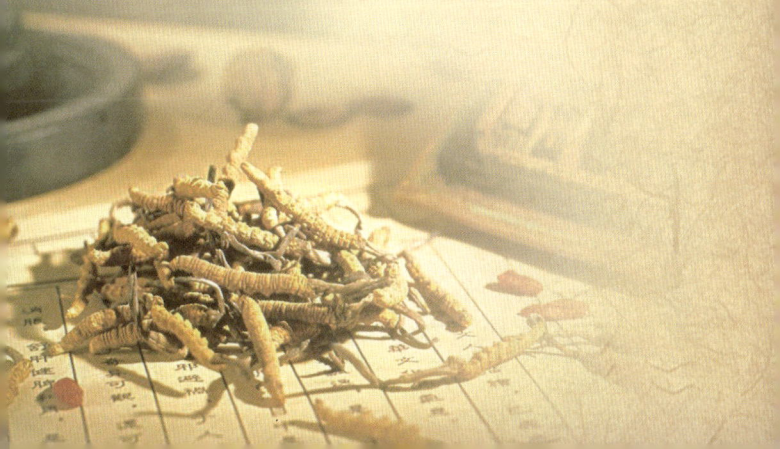

十种中医常见病证

- ◆ 感 冒
- ◆ 胃 疼
- ◆ 淋 证
- ◆ 水 肿
- ◆ 胸 痹
- ◆ 痹 证
- ◆ 泄 泻
- ◆ 咳 嗽
- ◆ 中 风
- ◆ 黄 疸

感　冒

感冒是因外邪侵袭人体而引起的全身性疾病。临床以头疼、鼻塞、流涕、恶寒、发热、脉浮为主症。

1. 风寒感冒

【症状】

鼻塞、流涕、喷嚏、咳嗽痰稀白，发热无汗，周身疼痛，舌淡苔薄白，脉浮紧。

治宜辛温解表，宣肺散寒。

【方用荆防汤】

荆芥9克，防风9克，白芷9克，羌活3克，甘草3克，生姜、葱白为引。

2. 风热感冒

【症状】

发热、有汗、头身疼、咽干疼痒，咳嗽痰黄稠，舌尖红苔薄黄,脉浮数。

治宜辛凉解表,祛风清热。

【方用银翘散】

金银花 15 克,连翘 15 克,芦根 15 克,豆豉 9 克,竹叶 9 克,牛蒡子 6 克,薄荷 4 克,荆芥 5 克,甘草 6 克,桔梗 9 克。

3. 体虚感冒

【症状】

恶寒,发热不重,头疼鼻塞,倦怠自汗,气短声微,舌淡苔薄白,脉浮无力。

治宜益气解表,调和营卫。

【方用参苏饮】

人参 10 克,苏叶 15 克,茯苓 9 克,葛根 9 克,桔梗 9 克,前胡 6 克,甘草 6 克,陈皮 6 克。

痹　证

痹证是因感受风寒湿热之邪引起的以肢体关节疼痛,麻木重着,甚则活动障碍为主症的病证。

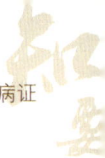

1. 风痹

【症状】

肢体及关节游走性疼痛、酸楚，关节屈伸不利，多发生在上半身，畏风发热，舌苔薄白，脉浮缓。

治宜祛风散寒，温经通脉。

【方用蠲痹汤】

羌活 9 克，姜黄 9 克，当归 9 克，黄芪 15 克，赤芍 9 克，防风 10 克，甘草 9 克，姜枣为引。

2. 寒痹

【症状】

肢体肌肉关节疼痛剧烈，遇寒加重，得热痛减，日轻夜重，疼处固定，疼处发冷，舌淡苔薄白，脉迟紧。

治宜祛寒通经，活络止痛。

【方用乌头汤】

川乌 10 克，黄芪 15 克，白芍 12 克，甘草 10 克，炙麻黄 10 克。

3. 湿痹

【症状】

肢体关节肌肉疼处固定，重着麻木，肿胀，得热减轻。舌质淡胖，苔白腻，脉濡缓。

治宜祛湿活络。

【方用胜湿汤】

薏苡仁 30 克，防己 6 克，防风 10 克，川羌 10 克，独活 10 克，苍术 12 克，威灵仙 10 克，五加皮 9 克。

4. 热痹

【症状】

肢体关节红肿热疼，筋脉拘急，难以自步，发热口渴，心烦喜冷，舌质红苔黄，脉滑数。

治宜清热解毒，活血通络。

【方用三妙散合白虎汤】

苍术 15 克，黄柏 15 克，薏苡仁 30 克，虎杖 12 克，栀子 10 克，忍冬藤 15 克，石膏 60 克，金银花 15 克，连翘 12 克，知母 10 克，甘草 10 克。

胃　疼

胃疼是以胃脘部疼痛为主的一种病证。

1. 寒气凝滞

【症状】

胃脘暴疼，疼痛剧烈，畏寒喜温，得热疼减，喜热饮食，舌淡苔白，脉沉紧。

治宜温胃散寒，行气止痛。

【方用高良姜汤】

良姜 10 克，香附 12 克，干姜 10 克，吴萸 10 克，海蛸 12 克，甘草 9 克。

2. 饮食积滞

【症状】

胃脘胀疼剧按，嗳腐吞酸或呕吐不化食物，吐后稍舒，不思饮食，大便不爽，舌苔厚腻，脉滑。

治宜消导行滞，和胃降逆。

【方用保和丸】

炒神曲 10 克，云苓 15 克，炒山楂 30 克，半夏 15 克，陈皮 5 克，连翘 5 克，莱菔子 5 克。

3. 肝郁气滞

【症状】

脘腹胀满，两胁串疼，胸闷嗳气，恼怒加重，心烦易怒，急躁，苔白，脉弱。

治宜疏肝理气，和胃止疼。

【方用柴胡疏肝散】

柴胡 10 克，白芍 10 克，枳壳 10 克，川芎 10 克，香附 13 克，陈皮 10 克，甘草 9 克。

4. 瘀血阻络

【症状】

胃脘刺疼如刀割，疼不移处，拒按，或见吐血黑便。舌质紫暗或有瘀斑，苔薄，脉沉涩。

治宜活血消瘀。

【方用元胡散】

延胡索 10 克，当归 10 克，白芍 12 克，乳没各 10 克，香附 12 克，姜黄 6 克，甘草 9 克，蒲黄 10 克。

泄　泻

泄泻是指大便频数，稀溏或完谷不化，或泻下水样便的病证。夏秋季节，发病较多。

1. 寒湿

【症状】

腹疼肠鸣，泄泻清稀，胃脘胀满，食欲不振，舌质淡，苔白腻，脉沉缓。

治宜散寒化湿，兼以分利。

【方用胃苓汤】

苍术 12 克，陈皮 10 克，厚朴 10 克，茯苓 10 克，猪苓 10 克，白术 12 克，桂枝 10 克，泽泻 10 克，甘草 9 克。

2. 湿热

【症状】

腹疼泄泻，大便黄褐，气味秽浊，心烦口渴，肛门灼热，小便黄赤，舌红苔黄厚腻，脉濡数。

治宜清热利湿。

【方用葛根芩连汤】

葛根 12 克，黄芩 12 克，黄连 10 克，白芍 12 克，木香 6 克，车前子 10 克，黄柏 10 克，甘草 9 克。

3. 伤食

【症状】

脘腹胀疼欲呕，泻下物如臭鸡蛋味，泻后疼减，嗳气纳呆，舌苔垢浊，脉沉滑。

治宜消食导滞。

【方用大和中饮】

半夏9克，陈皮9克，泽泻9克，焦楂12克，厚朴9克，枳壳9克，麦芽12克，砂仁6克，木香9克。

4. 脾胃虚弱

【症状】

大便稀溏，水谷不化，脘腹痞满，食欲不振，面色萎黄，倦怠乏力。舌质淡苔白，脉沉无力。

治宜健脾升阳，渗湿和中。

【方用参苓白术散】

人参9克，白术12克，云苓12克，扁豆10克，薏苡仁15克，山药10克，陈皮6克，桔梗9克，莲子6克，木香16克，甘草9克。

淋　证

淋证是指小便频数，淋漓不爽，尿急尿疼的病证。

1. 石淋

【症状】

发作期，有时尿带砂石，尿来中断或急迫，涩疼难忍，肋腰部疼引少腹，尿少或浊或赤，苔黄腻，脉沉弦。

治宜利水通淋。

【方用石韦散】

石韦15克，车前子10克，木通9克，冬葵子10克，瞿麦10克，赤苓12克，滑石30克，金钱草30克，甘草6克，青皮10克。

2. 血淋

【症状】

尿急红紫，或如丝如条，尿道热烫涩疼，小腹疼痛，舌红苔黄腻，脉数。

治宜清热利水，凉血止血。

【方用小蓟引子】

小蓟15克，白茅根15克，滑石24克，生地15克，竹叶9克，炒栀子10克，藕节10克，炒蒲黄10克，炒丹皮10克，甘草6克。

3. 气淋

【症状】

小便涩滞，欲尿难出，两肋少腹胀疼，舌质淡苔薄白，脉沉弦。

治宜清热利水。

【方用沉香散】

沉香 6 克，青皮 10 克，乌药 10 克，白芍 12 克，荔枝核 10 克，小茴香 10 克，当归 6 克，石韦 10 克，滑石 24 克，金钱草 15 克，冬葵子 10 克。

4. 湿热淋

【症状】

小便混浊黄赤，尿频尿急尿疼，尿道灼热，小腹坠胀腰疼，舌红苔黄腻，脉滑数。

治宜清热利水。

【方用八正散】

木通 9 克，车前子 10 克，萹蓄 10 克，大黄 10 克，滑石 24 克，瞿麦 10 克，栀子 10 克，龙胆草 10 克，甘草 6 克，金钱草 15 克。

5. 膏淋

【症状】

小便混浊如米泔水或带滑腻样物，尿道热涩疼痛，舌红苔腻，脉沉滑。

治宜健脾利水，清热导浊。

【方用萆薢分清饮】

萆薢 12 克，黄柏 10 克，石菖蒲 12 克，茯苓 10 克，丹参 10 克，白术 12 克，莲子心 10 克，车前子 10 克，石韦 10 克。

6. 劳淋

【症状】

淋证日久不愈，时轻时重，或劳累即发，尿频尿急尿疼，或有腰疼低热，倦怠头昏，舌红少苔，脉弦细。

治宜益肾清热。

【方用滋肾通关丸】

知母 12 克，黄柏 10 克，肉桂 3 克，熟地 24 克，山药 12 克，土茯苓 10 克，车前子 10 克，寄生 15 克。

咳　嗽

咳嗽是肺系疾患的一个常见症状，外感或内伤的多种病因，导致肺气失于宣发、肃降时，均会使肺气上逆而引起咳嗽。

1. 风寒咳嗽

【症状】

恶寒无汗，咳嗽痰稀白，鼻塞清涕，头身疼痛，舌淡苔薄白，脉浮紧。

治宜宣肺散寒。

【方用香苏散】

紫苏 10 克，前胡 10 克，杏仁 10 克，桔梗 9 克，枳壳 6 克，陈皮 6 克，云苓 10 克，甘草 8 克，姜枣引。

2. 风热咳嗽

【症状】

咳嗽痰黏稠，口干咽疼，发热汗出，头身疼痛，舌苔薄黄，脉浮紧。

治宜疏风清热，宣肺止咳。

【方用桑菊饮】

桑叶 10 克，菊花 10 克，薄荷 6 克，杏仁 10 克，桔梗 10 克，甘草 6 克，连翘 10 克，芦根 15 克。

3. 燥邪伤肺

【症状】

咳嗽痰黏、量少难出或带血丝、口咽干燥，咳引胸疼，舌尖红，舌苔薄黄干燥，脉细数。

治宜清肺润燥。

【方用桑杏汤】

桑叶 10 克，杏仁 10 克，川贝母（冲）3 克，海参 12 克，栀子 10 克，豆豉 10 克，梨皮 1 具，石膏 30 克，天冬 10 克。

4. 痰火咳嗽

【症状】

咳嗽痰黄稠量多或痰中带血，胸闷烦躁，口干咽疼，舌红绛，苔黄腻，脉滑数。

治宜清热豁痰，肃肺止咳。

【方用清气化痰汤】

茯苓 12 克，栀子 10 克，胆南星 10 克，半夏 10 克，橘红 10 克，杏仁 10 克，枳实 10 克，瓜蒌 15 克，桔梗 10 克，葶苈子 10 克，桑白皮 10 克，甘草 10 克。

5. 阴虚咳嗽

【症状】

干咳无痰或痰少不爽，口干舌燥，心烦咯血，舌红瘦，苔干少，脉细数。

治宜肺养阴，宁嗽止咳。

【方用二冬二母汤】

天冬 10 克，麦冬 10 克，知母 10 克，川贝母（冲）5 克，沙参 10 克，百合 10 克，百部 10 克，紫菀 10 克，冬衣 10 克，白及 10 克，藕节 10 克。

水 肿

水肿是指体内水液潴留过量，泛溢肌肤引起头面、眼睑、四肢，甚至全身浮肿的病症。

1. 阳水

【症状】

初起眼睑浮肿继而四肢、甚至全身浮肿、病势发展快，尤以面部明显。或伴有恶寒发热、无汗身痛、小便不利或咳嗽。舌淡红苔薄白，脉浮。

治宜发汗宣肺，利水消肿。

【方用麻黄连翘赤小豆汤】

麻黄10克，连翘10克，赤小豆15克，杏仁10克，陈皮9克，大腹皮10克，白术10克，泽泻10克，苓皮10克，桂枝6克，茯苓12克。

2. 阴水

【症状】

全身水肿，腰以下肿甚，按之凹陷，晨轻晚重，心悸气短，畏寒尿少，面色晦暗，唇舌发紫，舌体胖大，质暗，苔腻，脉沉细。

治宜温阳利水。

【方用真武汤】

茯苓15克，白术12克，白芍12克，熟附子10克，桂枝10克，五加皮10克，泽泻10克，葶苈子10克，甘草9克。

中 风

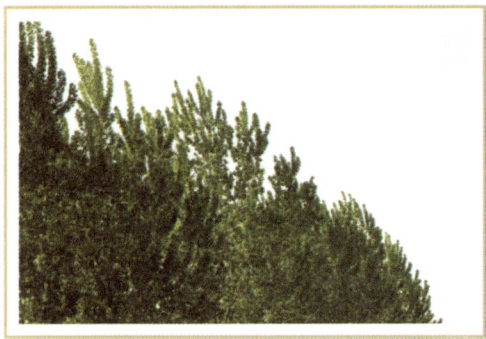

中风是指突然出现口眼歪斜，舌强语涩，半身不遂的病证，甚者发病时突然昏倒，不省人事。因发病急剧，变化快，如风之猝然而至，故名中风。

1. 邪中经络

【症状】

突然出现口眼歪斜，舌强语塞，肢体麻木，活动失灵或半身不遂。常见的分三个类型。

（1）肝肾阴虚，阳亢风动：患者常平素头晕

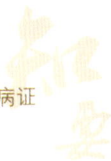

头痛，耳鸣目眩，少眠多梦，腰膝酸软，突然出现舌强语涩，口眼歪斜，半身麻木，手足沉重，半身不遂。舌红苔黄，脉弦细数。

治宜滋阴潜阳，平肝熄风。

方用镇肝熄风汤。

白芍 30 克，天冬 10 克，玄参 15 克，龙骨 30 克，牡蛎 30 克，茵陈 10 克，代赭石 15 克，龟板 12 克，麦芽 10 克，牛膝 10 克，川楝子 10 克，甘草 9 克，钩藤 30 克。

（2）痰热腑实，风痰上扰：突然出现口眼歪斜，舌强语涩，偏身麻木、半身不遂，头晕烦躁，口苦痰多，大便秘结，小便黄赤。舌红苔黄腻，脉滑数。

治宜泻痰通腑，活络开窍。

方用星蒌承气汤。

瓜蒌 15 克，胆星 12 克，大黄 10 克，芒硝 12 克，丹参 15 克，鸡血藤 15 克，钩藤 30 克，菊花 10 克，秦艽 12 克。

（3）气虚血瘀经络阻滞：多在休息时发病，头晕乏力，肢体麻木，舌强语涩，半身不遂。舌质暗淡、苔薄白、脉细弱。

治宜补气活血，逐瘀通络。

方用补阳还五汤。

黄芪 120 克，川芎 6 克，地龙 6 克，赤芍 6 克，当归 9 克，桃仁 5 克，红花 5 克，鸡血藤 15 克，全蝎 5 克。

2. 邪入脏腑

【症状】

中风病突然晕倒，不省人事，继而口眼歪斜，半身不遂，舌强语涩者称为中脏腑。昏迷期辨别"闭证""脱证"进行抢救。

（1）闭证：双手握固，牙关紧闭，面赤气粗，鼻鼾痰鸣，舌苔黄腻，脉弦滑而数。

治宜辛凉开窍 清肝熄风。

药选"局方至宝丹"口服，继服羚羊角汤。

羚羊角粉（冲）0.5 克，石决明 15 克，代赭石 15 克，菊花 10 克，黄芩 12 克，夏枯草 10 克，钩藤 30 克，龟板 15 克，白芍 30 克，丹皮 10 克，天竺黄 10 克，白茅根 15 克。

（2）脱证：突然倒仆，不省人事，目合口开，汗出息微，手撒遗尿，四肢厥冷，舌淡苔少，脉伏细弱。

治宜回阳固脱。

方用参附汤。

人参 30 克，熟附子 10 克，三七粉 6 克（冲），龙骨 30 克，牡蛎 30 克。

胸　痹

胸痹是指胸闷、胸背疼痛、呼吸喘促、咳嗽多痰的病证。主要是痰饮瘀血痹阻于胸中，气血不能正常运行所致。

1. 气滞心胸

【症状】

心胸满闷，胁肋胀疼，时在胸胁，时在胸背，常因心情不畅而增剧，时喜太息，舌苔薄白，脉沉弦。

治宜疏肝解郁，理气止疼。

方用柴胡疏肝散合颠倒木金散。

柴胡 10 克，白芍 12 克，枳实 10 克，香附 12 克，川芎 10 克，郁金 12 克，木香 10 克，延胡索 10 克，川楝子 12 克，甘草 9 克，苏梗 12 克。

2. 痰浊壅塞

【症状】

胸闷喘满，胸疼彻背，咳吐黏痰，不得平卧，舌苔白腻、脉象弦滑。

治宜通阳泄浊，宽胸化痰。

方用瓜蒌薤白半夏汤。

瓜蒌 25 克，薤白 10 克，半夏 10 克，橘络 10 克，枳实 10 克，苏梗 12 克，桂枝 6 克，云苓 10 克，生姜为引。

3. 血瘀胸络

【症状】

心胸刺疼，痛引肩背，或胸膺痞闷，呼吸不畅，舌暗紫斑，舌苔白，脉沉涩。

治宜逐瘀通络，理气止疼。

方用丹参饮合失笑散。

丹参 20 克，檀香 10 克，砂仁 10 克，木香 10 克，蒲黄 10 克，五灵脂 10 克，郁金 15 克，桂枝 6 克，当归 10 克，川芎 6 克。

黄　疸

黄疸是以面、目、身、肤俱黄，小便黄赤为特征的病症。

1.阳黄

【症状】

身目黄色鲜明，发热口渴，心烦呕恶，脘腹胀闷，胁肋疼痛，小便短少黄赤，大便干结，舌红苔黄腻，脉弦数。

治宜清热利湿，泻下通腑。

方用茵陈蒿汤加减。

茵陈 50 克，栀子 12 克，车前子 10 克，土茯苓 30 克，龙胆草 9 克，大黄 10 克。

2.阴黄

【症状】

身目色黄，晦暗不泽，如烟熏样，脘闷腹胀，食欲减退，大便溏薄，小便不利，四肢无力，精神倦急，形体消瘦，舌苔白厚腻，脉沉细弱。

治宜健脾和中，利湿退黄。

方用茵陈术附汤。

茵陈30克，白术12克，党参10克，茯苓15克，猪苓12克，薏苡仁30克，陈皮10克，神曲12克，熟附子10克，郁金15克，大腹皮10克。

3. 急黄

【症状】

起病急骤，黄疸迅速加深，身目俱成深黄色，高热口渴，烦躁不安，小便深黄，甚则神昏谵语，呕血便血，身发斑疹，或现腹水。舌红苔黄褐干燥，脉弦数。

治宜清热凉血，解毒退黄。

方用犀角散加减。

茵陈30克，栀子10克，丹皮10克，赤芍12克，玄参10克，大黄9克，生地15克，金银花15克，连翘15克，黄连6克，犀角粉（水牛角代）1克（冲）。

第五章

十个常用针灸穴位

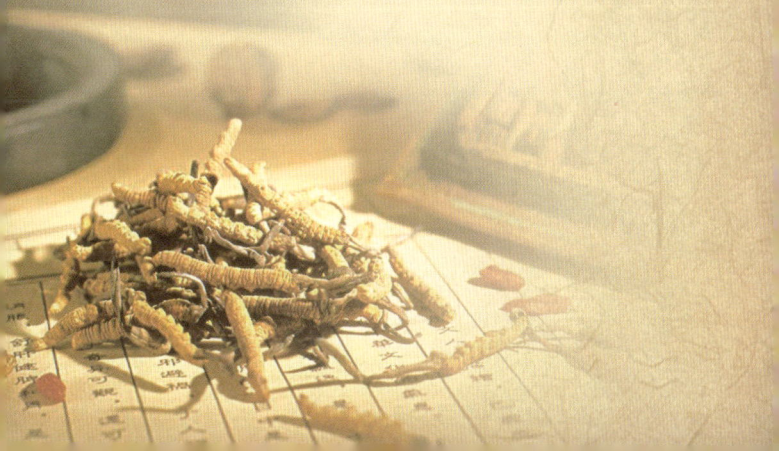

记住这十个常用穴位的名称

- ◆ 风 池 穴
- ◆ 内 关 穴
- ◆ 后 溪 穴
- ◆ 足 三 里 穴
- ◆ 阳 陵 泉 穴

- ◆ 曲 池 穴
- ◆ 合 谷 穴
- ◆ 环 跳 穴
- ◆ 殷 门 穴
- ◆ 昆 仑 穴

三里内关穴，胸腹中妙诀。

曲池与合谷，头面病可彻。

腰背痛相连，殷门昆仑穴。

头项若有病，后溪并风池。

膝前兼胸胁，环跳与阳陵。

三百六十穴，不外十要穴。

十要穴简介

1. 风池穴

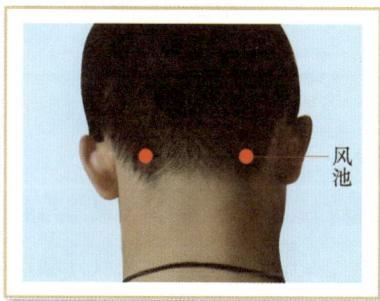

风池

【取穴】

在项部，当枕骨之下，胸锁乳突肌与斜方肌上端之间的凹陷处。

足少阳胆经与阳维脉的会穴。

【主治】

①中风、癫痫、头疼、眩晕、耳鸣、耳聋等内风所致的病证；②感冒、鼻塞、目赤肿痛、口眼歪斜等外风所致的病证；③颈项强痛。

2. 曲池穴

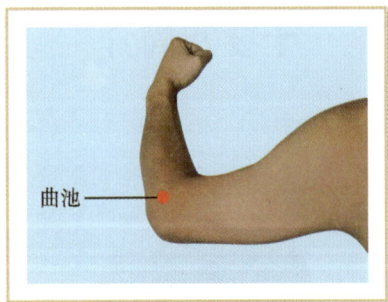

曲池

【取穴】

在肘横纹外侧端，屈肘，当尺泽与肱骨外上髁连线的中点。（屈肘成直角时在纹外端凹陷处，掌心向内取穴。）

手阳明大肠经的合穴，马丹阳天星十二穴之一。

【主治】

①手臂麻木、上肢不遂等上肢病证；②热病；

③高血压；④癫狂；⑤腹痛、吐泻等肠胃病证；

⑥咽喉肿痛、齿痛、目赤肿痛等五官热性病证；

⑦瘾疹、湿疹、瘰疬等皮、外科疾患。

3. 内关穴

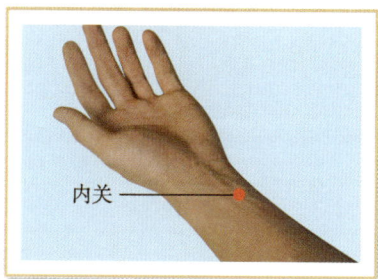

内关

【取穴】

在前臂掌侧，当曲泽与大陵连线上，腕横纹上2寸，掌长肌腱与桡侧腕屈肌腱之间。

手少阴心包经络穴。

【主治】

①心痛、胸闷、心动过速或过缓等心疾；②胃痛、呕吐、呃逆等胃腑病证；③中风；④失眠、郁证、癫狂痫等神志病证；⑤眩晕症，如晕车、耳源性眩晕；⑥肘臂挛痛。

4. 合谷穴

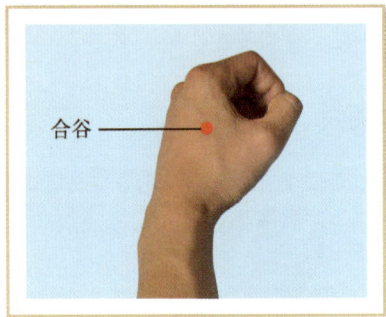

合谷

【取穴】

在手背，第 1、2（拇、示指）掌骨之间，当第 2 掌骨桡侧中点处。

手阳明大肠经原穴，四总穴、马丹阳天星十二穴和回阳九针穴之一。

【主治】

①头痛、目赤肿痛、齿痛、鼻衄、口眼歪斜、耳聋等头面五官诸疾；②发热恶寒等外感病证，热病无汗或多汗；③经闭、滞产等妇产科病证。

5. 后溪穴

【取穴】

在手掌尺侧，微握拳，当小指本节（第 5 掌骨指关节）前的掌指横纹头赤白肉际。

手太阳小肠经输穴，八脉交会穴之一，通督脉。

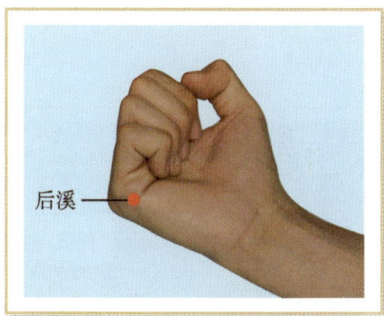

【主治】

①头项强痛、腰背痛、手指及肘臂挛痛等痛证；②耳聋、目赤；③癫狂痫；④疟疾。

6. 环跳穴

【取穴】

在股外侧部，侧卧屈股，当股骨大转子最凸点与骶管裂孔连线的外 1 / 3 与中 1 / 3 交点处。经验取穴：侧卧屈股，术者以拇指掌指关节横纹压在大转子凸点上，指头指向脊椎，拇指尖之处是穴。

足少阳胆经与足太阳膀胱经的会穴，马丹阳天星十二穴和回阳九针穴之一。

【主治】

①腰胯疼痛、下肢痿痹、半身不遂等腰腿疾患；②风疹。

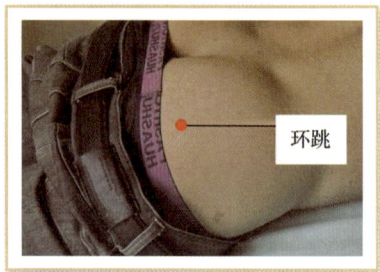

7. 足三里穴

【取穴】

正坐屈膝垂足，当犊鼻下 3 寸，距胫骨前缘一横指（中指）。

足阳明胃经合穴，四总穴，马丹阳天星十二穴和回阳九针穴之一。

【主治】

①胃痛、呕吐、噎膈、腹胀、腹泻、痢疾、便秘等胃肠病证；②下肢痿痹证；③癫狂等神志病；

④乳痈、肠痈等外科疾患；⑤虚劳诸证，为强壮保健要穴。

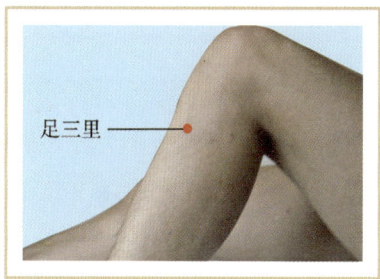

足三里

8. 殷门穴

【取穴】

在大腿后面，当承扶与委中连线上（臀横纹至腘横纹正中连线上），承扶下 6 寸。足太阳膀胱经腧穴。

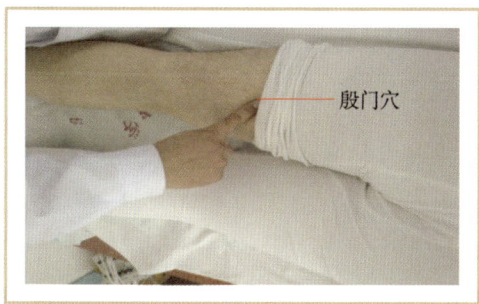

殷门穴

【主治】

腰痛，下肢痿痹。

9. 阳陵泉穴

【取穴】

在小腿外侧，当膝下腓骨小头前下方凹陷处。

足少阳胆经合穴，马丹阳天星十二穴之一，八会穴中的筋会穴。

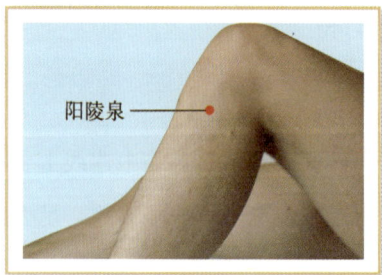

阳陵泉

【主治】

①黄疸、胁痛、口苦、呕吐、吞酸等肝胆犯胃病证；
②膝肿痛、下肢痿痹及麻木等下肢、膝关节疾患；
③小儿惊风。

10. 昆仑穴

【取穴】

在足部外踝后方,当外踝尖与跟腱之间凹陷处。

足太阳膀胱经腧穴,马丹阳天星十二穴之一。

【主治】

①后头痛、项强、腰骶疼痛、足踝肿痛等痛证;②癫痫;③滞产。

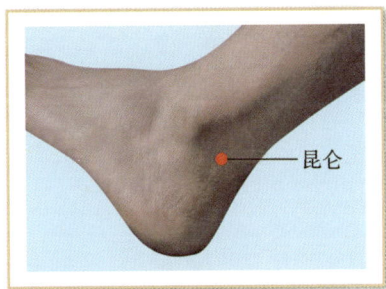

第六章

十项中医适宜技术

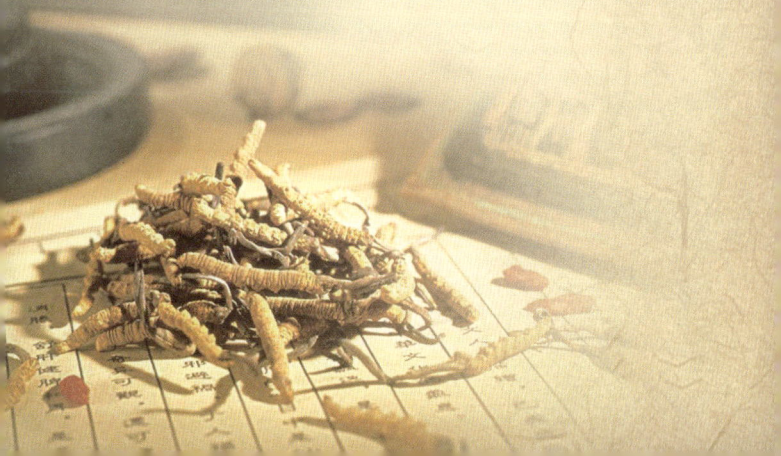

常用的中医适宜技术

- ◆ 灸　　　法
- ◆ 穴注射法
- ◆ 穴位贴敷疗法
- ◆ 拔罐疗法
- ◆ 穴位埋线法
- ◆ 三棱针法
- ◆ 耳　　针
- ◆ 刮　　痧
- ◆ 推拿按摩
- ◆ 针刺疗法

简要了解十项中医适宜技术

1. 灸法

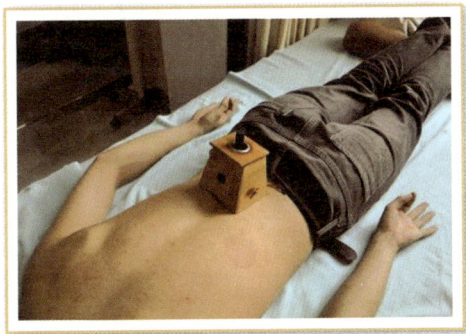

灸，有"灼烧"的意思。灸法主要是借助灸火的热力给人体以温热性刺激，通过温通经络腧穴的作用，以达到防治疾病目的的一种方法。

2. 三棱针法

用三棱针刺破人体的一定部位,放出少量血液,达到治疗疾病目的的方法，叫三棱针法。古人称之为"刺血络"或"刺络"，现代称为"放血疗法"。主要有：点刺法、散刺法、刺络法、挑刺法。

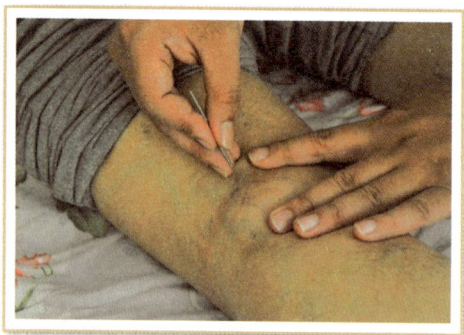

3. 穴位注射法

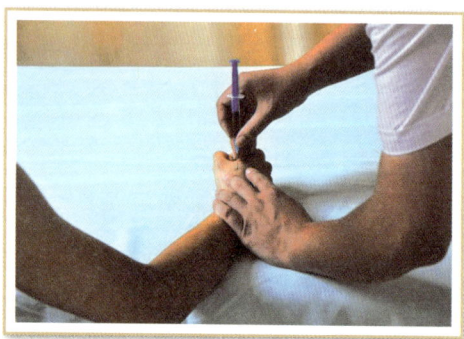

是将药水注入穴位以防治疾病的一种治疗方法。它可将针刺刺激和药物的性能及对穴位的渗透作用相结合，发挥其综合效应，故对某些疾病有特殊的疗效。

4. 耳针

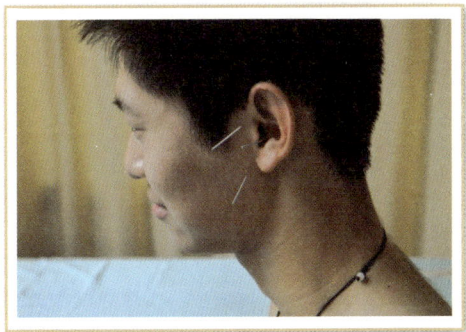

在耳郭上进行针刺或其他方法进行刺激，从而防治疾病的一种方法。其治疗范围较广，操作方便，且对疾病的诊断也有一定参考意义。

5. 穴位贴敷疗法

是用适宜技术将药物制成散剂、糊剂、膏剂、饼剂等，敷贴于病变部位或穴位上而起的治疗作用的方法。主要有：温经通络，活血祛风，温肺祛痰等功效。

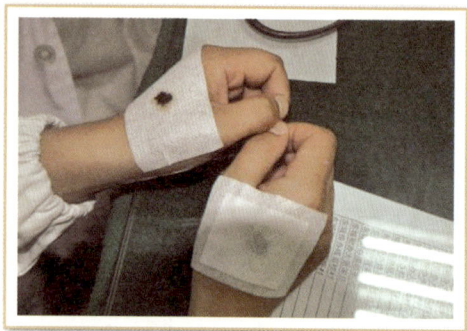

6.刮痧

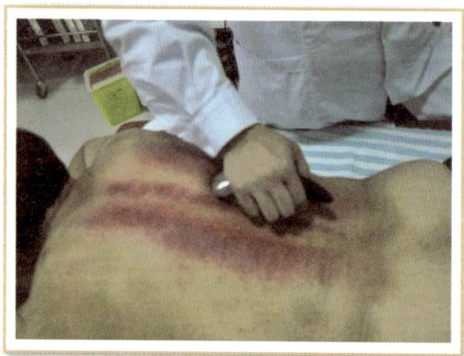

是传统的自然疗法之一，它是以中医皮部理论为基础，用刮痧器具（牛角、玉石、火罐）等刮拭

穴位、经络等处皮肤，通过良性刺激，使穴位、经络等处皮肤出现潮红、紫红或紫黑色的瘀斑（痧痕），以改善局部微循环，起到祛除邪气、疏通经络、舒筋理气等作用，从而达到防治疾病、养生保健等目的的一种常用的外治方法。

7. 拔罐疗法

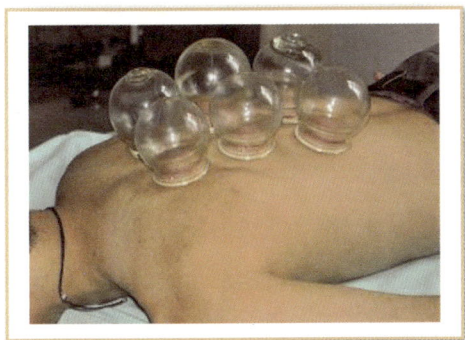

又称为"火罐法""吸筒法"，是指运用各种罐具，利用燃烧、蒸汽、抽气等造成负压，使之吸附于皮肤表面，通过局部的负压和温热作用，使局部发生充血或瘀血现象，促使该处的经络通畅，气血旺盛，以刺激经络腧穴或拔毒排脓，从而达到相应治疗作用的一种常用的外治方法。

8. 推拿按摩

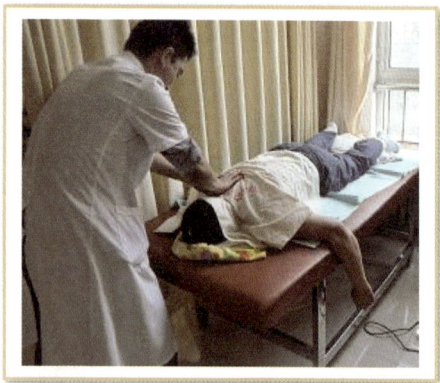

推拿又称"按摩"，是以中医的脏腑、经络学说为理论基础，结合西医的解剖和病理诊断，用手法作用于人体体表的特定部位以调节机体生理、病理状况，达到理疗目的方法。它是一种物理疗法，可分为：保健推拿、运动推拿和医疗推拿。

9. 穴位埋线法

是经络理论与物理医学相结合的产物。它通过羊肠线在穴内的生理物理作用和生物化学变化，将其刺激信息和能量经经络传入体内，以"疏其气血""令其条达"而治疗疾病。

10. 针刺疗法

针刺疗法是以中医理论为指导，运用针刺防治疾病的一种方法。具有适应证广、疗效明显、操作方便、经济安全等优点。

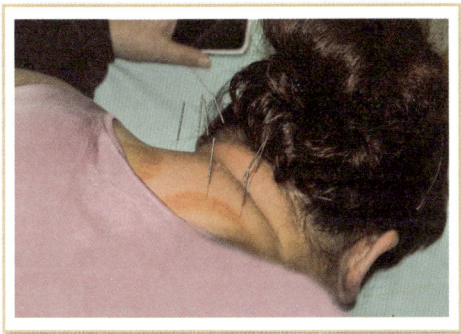

第七章

中国古代十大名医和中医四大经典

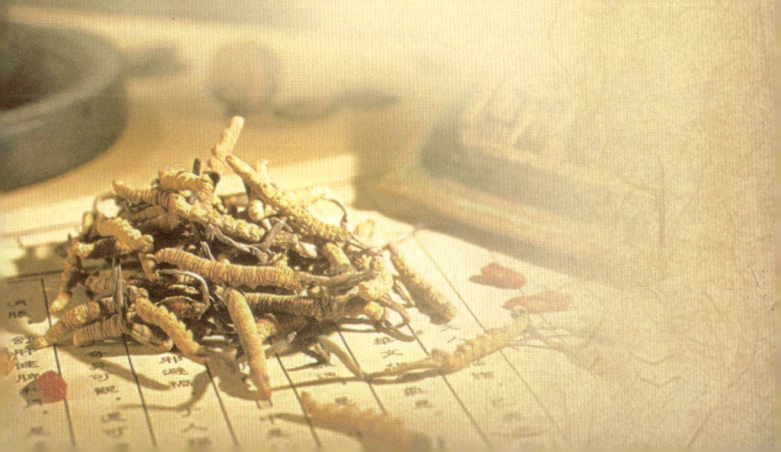

您应该知道的中国古代名医

◆ 扁　鹊　　　　◆ 华　佗

◆ 张仲景　　　　◆ 王叔和

◆ 葛　洪　　　　◆ 孙思邈

◆ 钱　乙　　　　◆ 李时珍

◆ 叶天士　　　　◆ 吴鞠通

中国古代十大名医

1.扁鹊（公元前407年~公元前310年）

扁鹊，姓秦，字越人，扁鹊是对神医的尊称，生于春秋战国时期，出生于河北任丘市，一说出生于卢国（山东济南长清市）。少时学于长桑君，尽传其医术禁方，擅长各科。其医学主张重视疾病的预防，从扁鹊见蔡桓公一案就可看出其防病于未然的思想。相传《难经》就是根据扁鹊的成就整理编写。

2.华佗（约公元145年~公元208年）

华佗，东汉末年医学家，精通内外妇儿各科。发明"麻沸散"，开创世界麻醉史的先例，被后世尊为"外科鼻祖"。并且创制"五禽戏"，使人能延年益寿。其弟子吴普照术施行，虽九十多岁，听力、

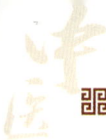

视力都很好。华佗的著作虽未流传下来，但其学术思想却未完全消失。其弟子吴普撰写的《吴普本草》，许多内容可以在后世医书中见到。华佗后被曹操所杀。

3. 张仲景（约公元 150 年 ~ 公元 215 年）

张仲景，名机，字仲景。著《伤寒杂病论》。《伤寒杂病论》是中医史上第一部理法方药俱备的经典，确立的辨证论治原则，是中医临床的基本原则，所确立的六经辨证的治疗原则，受历代医家推崇。后世尊其为"医圣"。

4. 王叔和（公元 201 年 ~ 公元 280 年）

王叔和，名熙。他对医学的最大贡献是整理了《伤寒论》。因其对《伤寒论》的整理，才使这一医学巨著得以流传至今，"功莫大焉"。此外还著述了《脉经》，对后世也有深远影响。

5. 葛洪（公元 284 年 ~ 公元 364 年）

葛洪，字稚川，晋代名医。是中国预防医学的倡导者，著有《肘后方》。书中最早记载一些传染病如天花等的症候及诊治。其对"狂犬病"的预防措施，可以称得上是免疫学先驱。葛洪另一成就是在其炼丹过程中发现的一些化学方应，炼制出的密陀僧（氧化铅）、三仙丹（氧化汞）等，都是外用药物的原料。

6. 孙思邈（公元 581 年 ~ 公元 682 年）

孙思邈，唐代医学家，后人尊其为"药王"。把医为仁术的精神具体化，在其著作《大医精诚》中可以体现，成为后世行医的楷模。其著作《千金翼方》《千金要方》被誉为我国古代医学百科全书。其倡导的养生理论也为后人所推崇。

7. 钱乙（公元 1032 年 ~ 公元 1113 年）

钱乙，字仲阳。我国医学史上第一个儿科专家。其撰写的《小儿药证直决》，是我国现存的第一部儿科专著。后人尊其为"儿科之圣"、"幼科之鼻祖"。其通过"肾气丸"化裁的"六味地黄丸"以及自创的"泻白散""使君子丸"等成为千古名方。

8. 李时珍（公元 1518 年 ~ 公元 1593 年）

李时珍，字东璧，是中国古代伟大的医学家、药物学家，其对医学最大的贡献就是参考历代有关医药及其学术书籍，结合自身经验和研究，历时 27 年写成的宏篇巨著《本草纲目》，被称为"中国古代的百科全书"，其还有《奇经八脉》《五脏图论》等著作。

9. 叶天士（公元 1666 年 ~ 公元 1745 年）

叶天士，名桂，号香岩。清代温病学家，著有《温热论》、《临证指南医案》，及门人所著《未刻本叶氏医案》，其中，《温热论》为我国温病学说的发展提供了理论和辩证的基础。首先提出"温邪上受，首先犯肺，逆传心包"的理论。其最擅长治疗时疫和痧痘等症，是中国最早发现猩红热的人。

10. 吴鞠通（公元 1758 年 ~ 公元 1836 年）

吴鞠通，清代名医，温病学大家。其撰写的《温病条辨》六卷，提出温病的三焦辨证学说，对温病学贡献很大，现代中医学院校仍作为必修课程，可见其影响力之深远，并为后人留下许多优秀实用方剂，如银翘散、桑菊饮、藿香正气散、清营汤、犀角地黄汤等。

中医四大经典

中医四大经典是

1.《黄帝内经》　　　　2.《伤寒杂病论》

3.《难经》　　　　　　4.《神农本草经》

1.《黄帝内经》

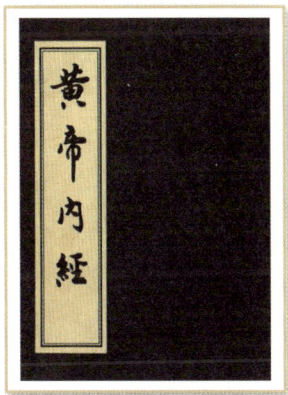

　　《黄帝内经》是我国现存医学文献中最早的一部经典著作，现存《内经》分为《素问》、《灵枢》两部分，每部分81篇，合计162篇。

《内经》理论体系丰富，除了医学知识外，还涉及天文、历法、气象、地理、心理、生物等许多学科内容。就医学知识而言，又可分为理论和医疗技术两大类，其理论部分，大致可分为养生、阴阳五行、藏象、经络、气血津液、病因病机、病症、诊法、论治、运气等十类。奠定了现代中医基础理论体系。

2.《伤寒杂病论》

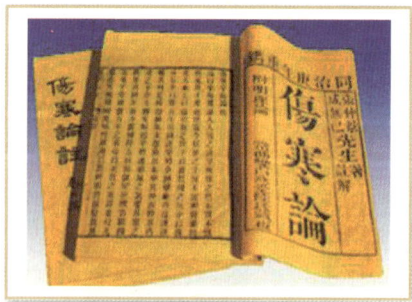

《伤寒杂病论》是我国第一部理法方药完备、理论联系实际的著作，也是中医学术发展史上具有辉煌成就与重要价值的一部经典著作。

《伤寒杂病论》为东汉张仲景所作，原书因战争散佚不全，后经西晋太医王叔和将原书的伤寒部分搜集整理成册，分为《伤寒论》与《金匮要略》。
《伤寒论》确立了六经辨证的理论体系，制定了诸
如治病求本、扶正祛邪、调理阴阳等若干基本治则。
《金匮要略》建立以病为纲、病症结合、辨证论治
的杂病诊疗体系，创制了应用广泛、配伍严谨、疗
效显著的杂病治疗经方。

3.《难经》

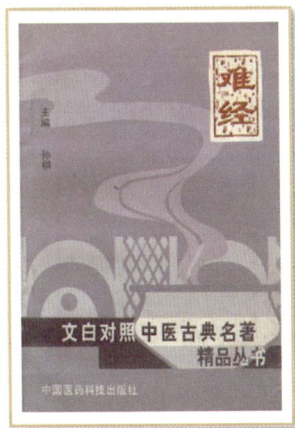

《难经》又名《黄帝八十一难经》，相传说为
秦越人撰写。其成书年代约在《内经》之后，《伤寒论》
之前。

该书内容简要，辨析精微。尤其对脉学有详细

而又精当的阐释。《难经》不但在理论方面占有重要地位，在临床方面，提出了"伤寒有五"的理论，对后世伤寒学说与温病学说的发展有一定影响，其对诊断学、针灸学的论述一直被医家推崇，对我国医学体系产生深远影响。

4.《神农本草经》

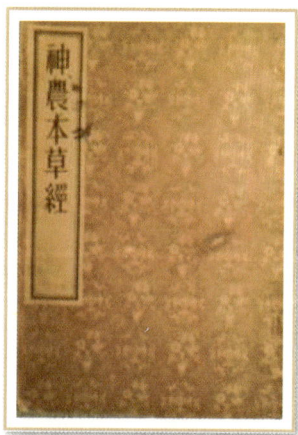

《神农本草经》，是我国现存最早的药学专著。形成书于秦汉时期。全书共三卷，已佚，其内容辗转保存于历代本草著作中，今有清代孙星衍等辑本若干种。收集中药 365 种，分上、中、下三品，上品无毒性，可多服，久服，不损伤人体；中品，无毒或有小毒，可治病又可补虚，只许斟酌使用；下品，多毒，不宜久服，能驱除寒热邪气，破积聚。是后汉以前的药物总结。

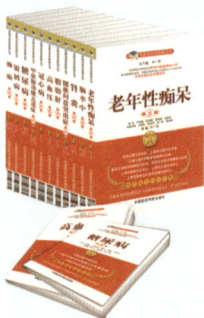

《名医与您谈疾病丛书》

医学界三大院士携手科普顾问　多家协会联合郑重推荐
一度得到市场热捧的畅销书隆重再版上市
集名医解答指导、问题全面实用之优势屹立于科普书林

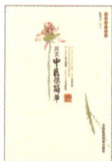

《其实中医很简单》

中医入门丛书，用最朴素的语言解释看似复杂的道理，启发最实效的医学真理。

○ 定价：29.00元

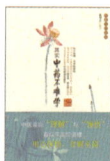

《其实中药不难学》

中医崇尚"理解"与"领悟"，看似深奥的道理，用心体悟，实则至简。

○ 定价：39.80元

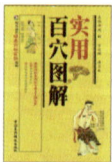

《实用百穴图解》

配送超值动态穴位定位视频
找准穴位不再是专业人士的专长
100余个常用穴位　27个常见病穴位治疗配方

○ 定价：19.80元

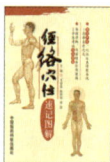

《经络穴位速记图解》

图文并茂，穴位位置清楚易找——患者自疗之友
条理清晰，内容精炼实用便携——学生考试临床常备

○ 定价：28.00元

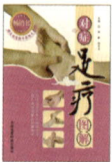

《对症足疗图解》

赠送超值操作视频光盘　百试百灵的养生祛病方法
提升美丽指数的按摩帮手

○ 定价：35.00元

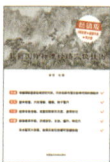

《最新国际标准经络穴位挂图》

彩色印刷，赠送超值操作手册，按图索骥，易学易操作。

○ 定价：26.00元

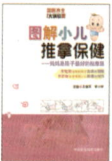

《图解小儿推拿保健——妈妈是孩子最好的按摩医》

不吃药也能治病的智慧，不打针也能缓解病痛的技巧。

○ 定价：32.00元

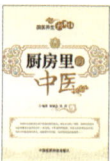

《厨房里的中医》

据记载，中医汤药的起源，就是从厨房里走出来的。简单小药能奏效的背后，深藏着字字中医、句句传统的深奥道理……

○ 定价：25.00元